Subia Ekram
Vishal Bansal
Prajesh Dubey

# ARTHROSCOPY-TMJ Distúrbios Internos de Desarranjo:Diagnósticos e Cirúrgicos

Subia Ekram
Vishal Bansal
Prajesh Dubey

# ARTHROSCOPY-TMJ Distúrbios Internos de Desarranjo:Diagnósticos e Cirúrgicos

ScienciaScripts

**Imprint**
Any brand names and product names mentioned in this book are subject to trademark, brand or patent protection and are trademarks or registered trademarks of their respective holders. The use of brand names, product names, common names, trade names, product descriptions etc. even without a particular marking in this work is in no way to be construed to mean that such names may be regarded as unrestricted in respect of trademark and brand protection legislation and could thus be used by anyone.

Cover image: www.ingimage.com

This book is a translation from the original published under ISBN 978-613-9-58360-7.

Publisher:
Sciencia Scripts
is a trademark of
Dodo Books Indian Ocean Ltd. and OmniScriptum S.R.L Publishing group
Str. Armeneasca 28/1, office 1, Chisinau MD-2012, Republic of Moldova, Europe
Printed at: see last page
**ISBN: 978-620-5-37591-4**

# CONTEÚDO


| | |
|---|---|
| CAPÍTULO 1 | 2 |
| CAPÍTULO 2 | 9 |
| CAPÍTULO 3 | 26 |
| CAPÍTULO 4 | 35 |
| CAPÍTULO 5 | 36 |

# CAPÍTULO 1

## Introdução

Artroscopia significa simplesmente "olhar para uma articulação" e derivado de artros, que significa "articulação" e scopien, que significa "ver".[1] A artroscopia da Articulação Temporomandibular (ATM) é uma excelente ferramenta de diagnóstico que complementa os exames clínicos e radiológicos. A artroscopia ajuda na localização se as anomalias da cápsula sinovial, disco articular e a fibrocartilagem da eminência articular e cabeça condilar puderem ser identificadas mais cedo do que por outros métodos. Também ajuda na análise das alterações bioquímicas do líquido sinovial e a biopsia pode ser realizada para exame histopatológico através de cânula artroscópica. A artroscopia é um procedimento relativamente seguro e conservador, com poucas complicações, mas de difícil aprendizagem técnica.[2] Tem sido dito que a maioria dos cirurgiões terá de realizar mais de 100 punções de diagnóstico antes de procederem a técnicas terapêuticas. A artroscopia é indicada em hipomobilidade (fechadura fechada), articulações com estalidos dolorosos, doença regenerativa das articulações e artrites, hemartrose após trauma e hipermobilidade com subluxação ou luxação recorrente. A artroscopia da ATM foi realizada pela primeira vez pelo Dr. Ohnishi em 1974 e relatou a sua perícia em 1975 na literatura japonesa. [36] Em 1980, Murakami iniciou o estudo de cadáveres no Departamento de Anatomia em cooperação com cirurgiões ortopédicos, e aplicou-a clinicamente a pacientes com desarranjo interno e artrose. Depois desta artroscopia da ATM desenvolvera-se como ferramenta de diagnóstico e depois como intervenção cirúrgica para pacientes com doenças da ATM, e eventualmente espalhou-se em breve por todo o mundo. No final dos anos 90, foi publicado um grande número de artigos e publicações sobre a artroscopia da ATM. A literatura relacionada com artroscopia, como a patologia intra-articular e a análise do líquido sinovial, contribuiu para o avanço da base biológica da artroscopia da ATM. Milam e Schmitz (1995) reviram a fundamentação e o papel das sequências patológicas moleculares no fluido sinovial da ATM doente, formularam hipóteses e propuseram várias vias.[7] Depois disso, foram realizadas enormes séries de investigações relativas à análise do fluido sinovial da ATM em relação com a artroscopia. Os vários estudos demonstraram que várias citocinas, mediadores da dor, e substâncias detectadas eram mais elevadas nas ATM doentes em comparação com o controlo, e estreitamente ligadas à dor e/ou alterações osteoartríticas. O significado e o valor da análise do fluido sinovial na ATM ainda estão, no entanto, a caminho do trabalho. Israel é um dos pioneiros da investigação do fluido sinovial da ATM e é também um excelente cirurgião. Em 1999, eles reviram e discutiram gentilmente o sucesso da cirurgia artroscópica de 11 estudos de casos de 1987-1996, e indicaram que a artroscopia da ATM é uma cirurgia minimamente invasiva valiosa num dado de 6071 articulações de 3955 pacientes. [8] A anatomia visualizada através da artroscopia é algo diferente do que é visto numa técnica de dissecação aberta. A cavidade articular superior do recesso sinovial posterior, a zona intermédia, e o recesso sinovial anterior. As bandas anterior e posterior do disco e a eminência articular na zona intermédia podem ser visualizadas. Os aspectos não funcionais da articulação são revestidos com membranas sinoviais, e as superfícies articulares são cobertas com fibrocartilagem. O disco é constituído por tecido conjuntivo fibroso denso. O espaço articular inferior não é rotineiramente visualizado em artroscopia, a menos que a artroscopia seja feita através de uma perfuração do disco.

## Armamentarium

A instrumentação envolvida na artroscopia é relativamente simples. Duas a três cânulas, que são tubos finos de aço inoxidável com 1,9 a 2,7 mm de diâmetro exterior, são introduzidas no espaço superior da articulação através de troquetes afiados e rombos. A artroscopia é um telescópio fino com lentes de visualização de $O^0$ a 30° que é introduzido pela primeira cânula, enquanto os instrumentos são colocados pela segunda ou terceira cânula. Um sistema de irrigação é ligado às cânulas: um para entrada e outro para saída, com solução de Ringer lacrada ou solução salina normal para lavagem do espaço articular e contínua distensão e visualização durante o procedimento artroscópico. Instrumentos operativos incluindo caneta de marcação, régua de papel codman, lente de haste, fonte de luz de halogeneto metálico de 250 W, lâmina de bisturi nº. 11, 3M drapeado urológico 1071,LA com adrenalina(1:200000), 0,25% bupivacaína,1/0 Vicryl V40 corte cônico pesado W9377 (Ethicon), um par de tesouras, sondas, facas, pinça de cesto afiada, pinça jacaré, máquinas de barbear, 6 em Opsite curativo, agulha 21 G, válvula de 3 vias, 2.Punção de sucção de 5 mm, um golden retriever, agulha Tuohy (portex) 1,6 x 80 mm, 1% sulfato de sódio tetradecil (STD), câmara de vídeo, laserscópio, artrótomos, pontas de cautério, ou pontas de laser podem então ser introduzidas pelas cânulas de trabalho para realizar os procedimentos desejados sob visualização artroscópica. [1,2] (Figura)

## Preparação

Antes da artroscopia TMJ, examinar o ouvido externo e anotar o estado do canal e do tambor auditivo. Inserir um pequeno pedaço de tule gras ou Jelonet no meato auditivo externo para evitar qualquer coagulação sanguínea na membrana timpânica. O exame diagnóstico e a lise e lavagem são possíveis usando Anestesia Local mas geralmente requerem sedação intravenosa. Poucos dos cirurgiões preferem a Anestesia Geral para procedimentos artroscópicos.

### Várias técnicas para artroscopia TMJ:

### Entrada lateral para o espaço da articulação superior

Após a preparação da pele, traçar uma linha desde o canthus exterior do olho até ao ponto médio do trago do ouvido, utilizando uma caneta de marcação estéril. Usando uma régua, marcar a pele a 12mm, 22mm e 29mm ao longo desta linha medida a partir da extremidade distal do trago. Desenhar perpendiculares a partir destas marcas e identificar outros pontos a 2mm, 6mm, e 7mm nestas perpendiculares (figura 2). Estes são os pontos de entrada lateral para o artroscópio. Utilizando uma seringa de 5ml com uma agulha de 21G, injectar 0,25% de bupivacaína no compartimento superior da articulação, a fim de distender o espaço articular e de proporcionar analgesia pós-operatória. O volume do espaço articular superior é de aproximadamente 2ml e o do espaço articular inferior de aproximadamente 1ml. Direccionar a agulha para cima, para a frente e para dentro a 45° para todos os planos e injectar aproximadamente 2-3ml no espaço articular superior (Figura 3).

Depois de o paciente ter sido rebocado, colocar o drapeado urológico para que o protector de dedos de borracha seja inserido na boca e o buraco no drapeado encaixe sobre a orelha e possa ser selado.

O assistente insere um ou dois dedos na boca através do protector de borracha e distrai a mandíbula para baixo e para a frente (Figura 4). Se possível, o assistente deve também distrair a mandíbula de modo a fazer com que a cabeça do côndilo seja distraída lateralmente (Figura 5).

Uma incisão de facada com um não. 11 A lâmina de Swan Morton é opcional, mas se usada, deve apenas penetrar a pele no ponto 12/2mm para evitar cortar o nervo auriculotemporal, os ramos do nervo facial ou os vasos temporais superficiais (Figura 6).

Inserir o trocarte afiado de 2,7 mm na cânula de 2,9 mm e depois penetrar a pele, apontando para a frente, para cima, e para dentro a cerca de 45° para todos os planos. Isto deve evitar penetrar no canal auditivo externo ou no ouvido médio. Utilizar um movimento de torção ou rotação (Figura 7).

Substituir o trocarte afiado por um trocarte cônico para palpar o telhado da fossa glenoidal e da eminência articular sem causar danos. O telhado da fossa glenoidal tem, em média, apenas 0,9 mm de espessura e pode ser penetrado. Em seguida, remover o trocarte cónico e substituir por artroscópio de 2,7 mm e o tubo de extensão da válvula de 3 vias ligada à porta lateral da cânula. O êmbolo da seringa de 50ml para distender a articulação e ao mesmo tempo inserir uma agulha de 21G através da ponta de 22/6 mm no espaço superior da articulação (Figura 8). O fluido sanguíneo escapa geralmente através desta agulha e desobstrui-se rapidamente para estabelecer um fluxo circulante de fluido irrigante.

**Triangulação**

É difícil olhar para trás para a inclinação anterior da eminência articular e o operador deve entrar no espaço articular superior pelo ponto 29/7 mm. Isto é feito utilizando o segundo trocáter e cânula deixando a primeira cânula em posição (Figura 9).

**Abordagem endural**

Isto requereu o exame e tratamento das condições nas regiões paradiscais laterais e mediais do espaço articular superior. O artroscópio é dirigido no recesso posterior superior, posteriormente para o canal auditivo externo. Uma pequena incisão com facada de aproximadamente 1cm de profundidade é dada à margem lateral do trago na parede anterior cartilaginosa do canal auditivo externo e um trocáter agudo de 2,7mm e uma cânula de 2,9mm é inserida ligeiramente para cima, para a frente e medialmente durante aproximadamente 1,5cm no espaço articular superior através do artroscópio na região póstero-lateral superior. (Figura 10)

**Terapia através do artroscópio**

**Artrocentese**

A cavidade articular é frequentemente irrigada para remover o produto inflamatório e os detritos e também para limpar o sangue ou coágulos de traumas agudos. O artroscópio é inserido através da cânula na posição póstero-lateral superior.

**Redução do disco (recapturar)**

Para libertar a fixação anterior, passa-se uma tesoura pela cânula anterolateral superior após triangulação do espaço articular superior e corta-se a faixa anterior do tecido fibroso (libertação da faixa anterior) (Figura 11).

**Fixação do disco de redução**

O disco de redução acabará por ser recolocado anteriormente, a menos que seja assegurada a sua posição anatómica adequada.

**Escarificação do tecido retrodiscal**

Quando o disco tiver sido substituído por um corte com uma pequena faca por uma tesoura é dado através da cânula póstero-lateral superior.[2] A escarificação também pode ser induzida pela injecção de um esclerosante como o sulfato de tetradecilo de sódio no tecido retrodiscal na região da protuberância oblíqua.[2] O artroscópio é colocado na cânula póstero-lateral superior e uma agulha Tuohy espinal é passada para baixo, uma cânula é colocada numa posição superolateral intermédia para que a agulha possa ser inserida sob visão directa no tecido mole da protuberância oblíqua do compartimento superior da articulação (Figura 12).

**Sutura**

A sutura do disco é recomendada quando uma tentativa razoável de tratamento conservador tiver falhado. Há uma série de técnicas cegas e visualizadas recomendadas para suturar o disco articular. Uma técnica parcialmente visualizada, semelhante à recomendada por Tarro (1989)[9] . Técnica parcialmente visualizada de

sutura de disco (Figura 13) descrita: triabular a cavidade articular através dos pontos de perfuração 12/2 mm e 22/6 mm e inserir uma agulha de sutura com Vicryl 1/0 através da pequena incisão que foi feita para a cânula (Figura 13.a). Dirigir a agulha para cima para emergir através da pequena incisão vertical que foi feita para a colocação da cânula anterior e logo abaixo da cânula anterior. Outra pequena incisão vertical é feita posteriormente às duas outras incisões e mesmo em frente do trago (Figura 13.b). A agulha é passada subcutaneamente do que é agora a incisão do meio para a nova incisão posterior (Figura 13. c). Ambas as extremidades da sutura de Vicryl saem da incisão intermédia e a sutura é amarrada firmemente com um enrugamento resultante da pele sobrejacente (Figura 13.d). O disco é estabilizado na direcção posterolateral; o Vicryl dissolver-se-á gradualmente ao longo de 4 a 6 semanas e o enrugamento da pele desaparecerá. Alguns artroscopistas preferem suturar o disco sob visão mais directa.

Triangulação da cavidade articular através dos pontos de entrada laterais 12/2mm e 29/7mm, passar uma agulha espinal pela cânula posterolaterl superior (Figura 14. a) sob a visão directa. Empurrar a agulha através do disco, apanhando o disco e depois entrar no recesso anteroposterior (Figura 14.b). Passar uma pinça de preensão pela cânula póstero-lateral superior, segurando a sutura (Figura 14.c) e puxá-la de volta através da cânula. Fazer uma incisão na pele anterior ao trago, dissecar até à cartilagem, fazer um túnel sob a pele até às incisões da facada para as cânulas e atar a sutura à cartilagem, enterrando o nó subcutâneo (Figura 14.d).

# CAPÍTULO 2

## Revisão da Literatura

### Wilk BRet al 1993[10]

Wilk R. Bruce et al. no ano de 1993, o objectivo do comentário clínico era introduzir um protocolo de reabilitação em quatro fases na gestão fisioterapêutica de um paciente com ATM pós-tartroscopia com um diagnóstico de impacto capsular bilateral e adesão. O paciente foi submetido a 3 meses de fisioterapia, incluindo o alongamento da ATM, alongamento do trimestre superior, reforço progressivo, e terapia manual. O autor avaliou que a mobilidade mandibular foi muito melhorada após o procedimento. O autor concluiu que a utilização de um programa abrangente de reabilitação fisioterapêutica em quatro fases após artroscopia da ATM provou ser eficaz no restabelecimento da mobilidade funcional, redução da dor, e prevenção de futuras patologias articulares.

### Fridrich KL et al 1996 [11]

Fridrich KL et al no ano de 1996 realizou o estudo para comparar artroscopia e artrocentese para o tratamento de distúrbios da articulação temporomandibular. Neste estudo, dezanove pacientes com documentação clínica e radiográfica de desarranjo interno das articulações temporomandibulares sem resposta à terapia não cirúrgica foram randomizados para um de dois grupos cirúrgicos: lise artroscópica e lavagem sob anestesia geral ou artrocentese, distensão hidráulica, e lavagem sob sedação intravenosa. O autor concluiu que não houve diferença estatisticamente significativa no resultado entre os dois grupos para qualquer parâmetro avaliado. A taxa de sucesso global foi de 82% para artroscopia e 75% para artrocentese. O autor concluiu também que o sucesso terapêutico não foi significativamente diferente para a artroscopia e a artrocentese, ambas as modalidades cirúrgicas são úteis para diminuir os relatos de dor dos doentes, ao mesmo tempo que aumentam a mobilidade funcional da mandíbula.

**Miyamoto H et al 1998** [12]

Miyamoto Hizuru et al no ano 1998 realizaram o estudo para avaliar a eficácia a longo prazo de um regime de tratamento artroscópico padronizado para uma população consecutiva de doentes japoneses com desarranjo interno de Fase III. Foram acompanhados um total de 63 pacientes durante pelo menos 24 meses após a cirurgia. Tentar consistir na libertação de aderências, manipulação e colocação de 25mg de ácido hialurónico no espaço articular. O tratamento pós-operatório envolveu a terapia e a estabilização de talas. Aos 24 meses após a cirurgia 57 pacientes não tinham dores e a abertura da boca tinha melhorado de 27,2±5,4 mm para 4,4±4,1 mm. splints pré-operatórios. As MIO pré e pós-operatórias foram comparadas e houve uma melhoria significativa. Concluíram que a gestão artroscópica foi altamente eficaz no tratamento de fechadura fechada refratária ao tratamento não cirúrgico.

**Murakami KI et al 1998** [13]

Murakami KI et al in. 1998 relatam o resultado de 5 anos de cirurgia artroscópica da ATM para várias fases de desarranjo interno. Um grupo consecutivo de 41 pacientes (56 articulações) que tinham sido acompanhados entre 3 e 5 anos esteve envolvido neste estudo. A idade média no momento da operação era de 39 anos, e a abertura média do maxilar pré-operatório era de 30,3 mm. Neste estudo foi confirmada uma taxa de sucesso de 93% para a cirurgia artroscópica avançada da doença de fase V, num estudo de seguimento de 4 anos. O autor sugere que estes resultados indicam que a cirurgia artroscópica da ATM é uma cirurgia fiável e aceitável. E procedimento apropriado para várias fases de desarranjo interno. O autor concluiu que a cirurgia artroscópica é um procedimento eficaz, minimamente invasivo e estável, mesmo para a desarranjo interno avançado da ATM.

**Israel HA et al.1999 [14]**

Israel A. Howard et al no ano de 1999 realizou um estudo para avaliar a relação entre a actividade mastigatória parafuncional e as alterações visualizadas artroscópicamente em pacientes com sintomas graves e incessantes causados pela patologia da articulação temporomandibular intra-articular. A artroscopia da articulação temporomandibular foi realizada em 124 articulações em 83 pacientes com sintomas graves que não respondiam à gestão não cirúrgica. As análises estéticas mostraram uma relação significativa entre parafunções e osteoartrite clinicamente diagnosticada, e sugeriram uma relação estreita entre parafunção e osteoartrite artroscopicamente diagnosticada. Concluíram também que a sinovite artroscopicamente diagnosticada não está especialmente associada à parafunção, e parece que numerosos outros factores causais podem contribuir para o seu desenvolvimento na ATM.

**Barkin S, Weinberg S 2000[15]**

O autor descreveu que a cirurgia artroscópica é um método minimamente invasivo e eficaz para tratar desarranjos internos da articulação temporomandibular (ATM), reduzindo a dor e aumentando a amplitude de movimento mandibular para aproximadamente 80% dos pacientes. O marco observado pelo autor foi a lise e a lavagem apenas no compartimento superior da articulação temporomandibular produziram resultados clínicos bem sucedidos sem reposicionar o disco tinha promovido os clínicos a questionar a importância da posição do disco como factor significativo na etiologia da disfunção da dor na articulação temporomandibular. Houve estudos prospectivos, controlados e randomizados a curto prazo que indicaram que a artrocentese e a cirurgia artroscópica têm taxas de sucesso comparáveis na gestão da fechadura fechada das ATMs agudas. Estes resultados são encorajadores, baseiam-se em grande parte em estudos retrospectivos, não controlados e de curto prazo. Os papéis da cirurgia artroscópica e da artrocentese na gestão de desarranjos internos da ATM continuam a ser pouco claros.

**Godden DR, Robertson JM 2000 [16]**

Godden D.R P, Robertson JM NO ANO 2000 realizou o estudo para avaliar os pacientes e a percepção clínica do resultado da artroscopia da articulação temporomandibular. 83 pacientes foram submetidos a artroscopia a 127 articulações temporomandibulares. 55% dos pacientes avaliaram a sua função maxilar como sendo eficaz, o movimento da mandíbula, o controlo da dor e a satisfação geral foram satisfatórios em 37%, 57% e 48% dos casos, respectivamente. Concluíram que existe uma disparidade entre a percepção do benefício do paciente e a avaliação do clínico. Concluíram também que a atitude do paciente em relação à eficácia da artroscopia.

**Holmlund AB et al 2001[17]**

Holmlund AB et al in. 2001 conduziram o estudo para comparar a eficácia da discectomia ou lise artroscópica e lavagem em pacientes com bloqueio crónico fechado da articulação temporomandibular (ATM) num ensaio clínico prospectivo e aleatório. Vinte e dois pacientes com um diagnóstico clínico de fechadura fechada crónica foram prospectivamente randomizados para discectomia ou lise artroscópica e lavagem. A avaliação clínica incluiu medição da abertura e protrusão interincisal máxima, registo de estalido e crepitação, e palpação para sensibilidade da articulação temporomandibular e dos músculos da mandíbula. A intensidade da dor reduzida e a melhoria da função mandibular foi significativa em ambos os grupos. Tanto os pacientes com discectomia como com artroscopia mostraram uma redução na sensibilidade articular no seguimento de 1 ano. Concluíram que a discectomia e a lise artroscópica e a lavagem são métodos eficazes para o tratamento cirúrgico da fechadura crónica fechada da ATM. Recomendam-na como a primeira escolha para o tratamento cirúrgico da eclusa fechada crónica da ATM.

**Yura S et al 2003** [18]

Yura Shinya et al no ano 2003 conduziram o estudo para investigar o efeito da libertação da adesão intra-articular da artrocentese em pacientes com bloqueio crónico da articulação temporomandibular por artroscopia antes e depois da irrigação. Neste estudo 20 casos fechados de eclusa foram submetidos a exame artroscópico antes da artrocentese entre Abril de 1999 e Março de 2000, 6 pacientes com aderência no espaço articular superior foram observados. Verificou-se que todos os pacientes apresentavam deslocamento anterior do disco sem redução por ressonância magnética. A aderência não foi libertada por irrigação sob baixa pressão, mas podia ser libertada por irrigação sob alta pressão. O autor concluiu que a artrocentese com pressão suficiente poderia ser eficaz em casos fechados de fechaduras com aderência no compartimento superior da articulação.

**Gonzalez-Garcia R et al 2006** [19]

O autor realizou o estudo para avaliar as complicações da artroscopia em pacientes com desarranjo interno da ATM. Neste estudo, as complicações foram reconhecidas durante ou imediatamente após a cirurgia. Foram observadas em 5 de 341 (1,26%) artroscopias da ATM direita e 4 de 329 (1,21%) artroscopias da ATM esquerda. Foi encontrada uma taxa de complicações de 1,34% em toda a série. Não foram observados coágulos de sangue dentro do canal auditivo externo. Hemorragia dentro do espaço superior da ATM observada em 57 casos (8,5%), 36 deles na ATM direita e 21 na ATM esquerda, mas não foram consideradas como verdadeira complicação. Foram encontradas lacerações no canal auditivo externo em 2 casos (0,3%), sem casos de perfuração da membrana timpânica. O autor concluiu que deve ser tomado especial cuidado para reduzir as complicações no espaço articular superior através de uma instrumentação adequada e passando a atenção aos pontos essenciais da técnica artroscópica.

**Talaat WM, McGraw TA Klitzman B 2009** [20]

O autor realizou o estudo para avaliar a relação entre a distância cantário-tráfico e o ponto de perfuração na artroscopia da articulação temporomandibular. Os estudos foram realizados utilizando um artroscópio de 2,3 mm 30 graus com cânula de 2,8 mm. Neste estudo 11 cadáveres adultos (4 fêmeas e 7 machos; 22 articulações) foram colocados sobre a mesa operatória numa posição dorsal-supina com a cabeça do cadáver virada para expor o lado operatório. Um ponto de perfuração foi marcado 7mm a partir do trago médio e 2mm abaixo da linha cantário-trago de um lado, do outro lado um segundo ponto de perfuração foi localizado 10mm a partir do trago médio e 2mm abaixo da linha cantário-trago. Os dados mostram que existe uma tendência em que a medida de 70 mm de canthal-tragus é o ponto crítico. O autor concluiu que um ponto de punção localizado a 10 mm do trago médio e 2 mm abaixo da linha do trago cantáltico levou a um maior sucesso de inserção do artroscópio dentro do compartimento da articulação superior do que a utilização do ponto de punção de 7 mm quando a medição do trago cantáltico foi >70 mm, e a medição do trago cantáltico foi ^70 mm, uma punção localizada a 7 mm do trago médio e 2 mm abaixo da linha do trago cantáltico levou a um maior sucesso de inserção do artroscópio dentro do compartimento da articulação superior do que a utilização do ponto de punção de 10 mm. A diferença entre os pontos de punção de 7 mm e 10 mm foi significativa.

**Chen MJ et al. 2010** [21]

Chen Jie Min realizou no ano de 2010 um estudo para avaliar a eficácia da coblação em cirurgias artroscópicas de articulação temporomandibular (ATM) e para avaliar preliminarmente os efeitos clínicos. Neste estudo, a coblação artroscópica, combinada com a sutura de disco, foi realizada em 419 ATMs de Julho de 2001 a Março de 2007. Sugeriram que a técnica de Coblação provou ser uma opção eficaz e minimamente invasiva para o tratamento de desarranjo interno das ATMs, com vantagens tais como oferecer um alto grau de precisão e controlo, causando pouco ou nenhum dano térmico ao tecido circundante, deixando superfícies anatómicas lisas, e conseguindo hemostasia de vasos sanguíneos mais pequenos.

**Israel HA et al 2010[22]**

Israel A. Howard et al in. 2010 realizaram o estudo para determinar se existiam diferenças nos resultados da cirurgia artroscópica em pacientes com doença inflamatória/degenerativa da articulação temporomandibular (ATM) que foram submetidos a intervenção cirúrgica precoce versus intervenção cirúrgica tardia. A população do estudo incluiu 44 pacientes consecutivos que preencheram os critérios da artroscopia cirúrgica da articulação temporomandibular inflamatória/degenerativa que foram divididos em grupos de intervenção precoce e tardia. Foram recolhidos dados para todos os pacientes no pré-operatório e pós-operatório, incluindo a distância máxima de abertura interincisal e a medição da dor na escala visual análoga. Os pacientes foram divididos em 2 grupos principais, o grupo de intervenção precoce e o grupo de intervenção tardia. Concluíram que a artroscopia da ATM é uma técnica minimamente invasiva que diminui a dor de forma fiável e aumenta a distância máxima de abertura interincisal em pacientes com sintomas persistentes causados por patologia intra-articular inflamatória/degenerativa. Sugeriram que a intervenção precoce com cirurgia artroscópica para doenças inflamatórias/degenerativas da ATM resulta em melhores resultados do que a intervenção posterior em pacientes que não melhoram com a terapia não cirúrgica.

**JerjesWet al 2010 [23]**

Jerjes Waseem et al no ano 2010 realizaram o estudo para avaliar os resultados da artroscopia da articulação temporomandibular (ATM) em pacientes com doenças temporomandibulares (DTM) associadas à síndrome de Ehlers Danlos. A série de casos retrospectiva descreveu 18 pacientes com SED submetidos a artroscopia para as DTM.

Cinco pacientes foram classificados como estádio II de acordo com a classificação de Wilkes, 9 pacientes estavam no estádio III, 3 pacientes no estádio IV, e apenas 1 paciente foi diagnosticado com o estádio V Wilkes antes da intervenção. A principal queixa pré e pós-operatória foi a dor, mas foi resolvida na maioria o dos casos. Foi observada uma melhoria da abertura da boca de 23,4± 4,2 a 27,8± 5,1 mm após artroscopia. Concluíram que os pacientes do estudo tiveram um resultado final satisfatório e a observação de apenas algumas complicações pós-operatórias tardias sugere que a técnica da artroscopia deve ser considerada como uma opção de primeira linha de gestão invasiva para pacientes com SED de DTM.

**Tozoglu S et al 2010 [24]**

Tozoglu Sinan et al no ano de 2010 realizou o estudo para rever as técnicas descritas de lise e lavagem da ATM e para discutir as suas possíveis vantagens e desvantagens. Neste estudo, houve 8 métodos diferentes de lise e lavagem das ATMs. As técnicas foram: lise artroscópica e lavagem, artrocentese de duas agulhas utilizando uma bomba de irrigação, artrocentese modificada de duas agulhas, método de cânula de duas agulhas, artrocentese de uma agulha, utilização de uma única cânula Shepard com duas portas e dois lúmens, artrocentese de duas agulhas, artrocentese de uma agulha, e artrocentese de duas agulhas com novos pontos de referência anatómicos. O autor concluiu que o objectivo mais importante da lise e lavagem da ATM era eliminar o líquido sinovial inflamado, libertar o disco, reduzir a dor e permitir a mobilização da articulação através da lavagem do espaço articular superior. Sugeriram que uma solução de pelo menos 100 ml deveria ser injectada sob pressão durante a lavagem. Também concluíram que com conhecimento, experiência, habilidade, e tendo em mente as variações anatómicas, estas técnicas ajudam o cirurgião a entrar facilmente na articulação e a realizar o procedimento com sucesso e sem complicações.

**Gonzalez-Garcia R et al 2011[25]**

O autor realizou um estudo para avaliar se a lise artroscópica e a lavagem (ALL) ou a artroscopia operatória (OA) são mais eficazes para o tratamento da articulação temporomandibular (ATM) em qualquer fase de envolvimento. O autor incluiu 458 pacientes (611 articulações) com desarranjo interno da articulação temporomandibular classificada como Wilkes fases II a V, a artroscopia foi realizada. A dor (pontuação na escala analógica visual, 0-100) e abertura interincisal máxima foram avaliadas em 1, 3, 6, 9, 12, e 24 meses após a cirurgia. ALL foi realizado em 308 de 611 artroscopias (50,4%), e OA foi realizado em 303 artroscopias (49,59%). Foi observada uma diminuição significativa da dor *(P* < .001) para todos os pacientes em qualquer altura durante o período de seguimento, desde o primeiro mês de pós-operatório até ao final do período de seguimento de 2 anos. No grupo de pacientes classificados como Wilkes estádio IV desde o primeiro mês de pós-operatório, observou-se um aumento altamente significativo da abertura da boca superior a 13 mm. Em seguida, comparando TODOS versus OA entre as fases Wilkes, não foram observadas diferenças significativas em termos de dor durante todo o período de seguimento. Tanto TODOS como OA são igualmente eficazes na diminuição da dor em pacientes com desarranjo interno da ATM de qualquer estaca Wilkes. O autor concluiu que o maior aumento na abertura da boca entre as fases, confirmando assim estes pacientes como os melhores candidatos à artroscopia.

**Barakat K 2013[26]**

Barakat K no ano 2013 realizou o estudo para avaliar a correlação entre a intensidade da dor e as características artroscópicas da sinovite. O autor concebeu o estudo para incluir um grupo homogéneo especificado de pacientes que sofrem de dor articular pura, tal como diagnosticado pelos critérios de diagnóstico da Investigação (RDC/TMD). A sinovite artroscópica foi classificada e pontuada utilizando um sistema de pontuação de seis itens de 1 a 6. A classificação foi baseada tanto na gravidade da sinovite (leve, moderada e grave) como na distribuição dentro da articulação, quer focal quer distribuída. Os gráficos de sessenta pacientes realizaram intervenção artroscópica da ATM de 2009 a 2012. Foram incluídos apenas 23 prontuários que correspondiam aos critérios concebidos, juntamente com a sua documentação em vídeo. O índice característico da dor (IPC) descreve o valor médio do presente, o pior, e a média da dor relacionada com a DTM durante os últimos 6 meses classificada numa escala de classificação numérica (NRS) de 0-10. O autor concluiu que os pacientes que sofrem exclusivamente de dor articular são diagnosticados com precisão e seleccionados por um método válido e fiável de IPC pode ser comprovadamente correlacionado significativamente com os achados artroscópicos de sinovite.

**Munoz-Guerra MF etal 2013** [27]

O autor realizou um estudo para avaliar se a artroscopia operatória com abrasão das bordas de perfuração é eficaz para o tratamento da alteração do desarranjo interno da ATM. De 1994 a 2006,

556 pacientes consecutivos foram submetidos a procedimentos artroscópicos para disfunção da ATM. A artroscopia da ATM foi realizada com o paciente sob anestesia geral. A artroscopia operatória da ATM é um procedimento fiável e eficaz para a disfunção articular associada à DP, porque este procedimento alivia a dor e melhora a abertura da boca. Os pacientes com perfuração da AME são melhores candidatos a este tratamento cirúrgico.

**Tzanidakis K et al 2013** [28]

O autor realizou um estudo para ter acesso aos resultados da cirurgia temporomandibular aberta da articulação, após a incapacidade de melhorar após artroscopia. O autor analisou os resultados da experiência de um cirurgião na gestão cirúrgica aberta da articulação temporomandibular (ATM) em pacientes que não responderam à artroscopia e teve como objectivo identificar grupos de pacientes que podem ou não beneficiar da intervenção. Durante um período de 7 anos (2005-2012) recolhemos retrospectivamente dados das notas médicas de pacientes que foram submetidos a discectomia, plicatura discal, eminectomia, eminoplastia, e adesiólise, de acordo com os achados clínicos de dor articular, restrição, e bloqueio. Um total de 22 pacientes (71%) reportaram uma melhoria na pontuação de dor e 19 (61%) reportaram uma melhoria na abertura da boca 12 meses após a cirurgia. No total, 12 pacientes (39%) acabaram por necessitar de uma substituição da ATM. Este grupo incluiu 5/6 pacientes no estádio IV de Wilkes e 6/15 no estádio V, 5/7 pacientes com uma pontuação de dor pré-operatória de 90-100, e metade daqueles com abertura bucal pré-operatória de 20-29 mm (7/14). A gestão cirúrgica aberta da ATM pode beneficiar os pacientes apesar da falha anterior da artroscopia em gerir a dor, a restrição e o bloqueio. A artroscopia parece reduzir a percentagem de pacientes que necessitam de cirurgia aberta da ATM, mas também o sucesso das operações subsequentes em comparação com estudos anteriores.

**Weedon S, Ahmed N, Sidebottom AJ 2013[29]**

O autor realizou o estudo para avaliar os resultados após artroscopia descartável da articulação temporomandibular. Neste estudo foram avaliados 94 pacientes na fase pré-operatória, mas apenas 85 (90%) regressaram à avaliação de seguimento completa. Todos os pacientes incluídos tiveram dor no pré-operatório e todos, excepto 2, também se apresentaram com bloqueio, ruídos articulares, ou abertura bucal restrita. Não houve exclusões. Todos os pacientes incluídos não tinham melhorado após uma gestão conservadora padrão. As medidas tomadas antes, durante e após a operação incluíram a abertura bucal e os desvios laterais (mm). Dor avaliada antes e depois da operação utilizando uma escala analógica visual de 10cm. A melhoria média na pontuação da dor foi de 69% e na abertura da boca foi de 19%, e a taxa de sucesso global foi de 76%. O autor concluiu que o âmbito de 1,2 mm é um procedimento seguro que produz resultados e diagnósticos semelhantes à artroscopia, utilizando âmbitos maiores. Foi bem sucedida em 76% dos casos e registou melhorias na pontuação da dor e na abertura interincisal.

**Xu Y, Lin H, Zhu P 2013 [30]**

O autor realizou um estudo comparando a lavagem artroscópica e a artrocentese, realizada com diferentes agulhas de lavagem de diâmetro interno nos pacientes de deslocação do disco da articulação temporomandibular (TMD-DD) para redução da dor e melhoria funcional. Neste estudo, foram estudados 78 casos, nos quais 37 pacientes foram submetidos a lavagem artroscópica do ano 2002 a 2006.

enquanto outro grupo consiste em 41 pacientes submetidos a artrocentese de 2006 a 2010. O autor investigou o padrão de fluxo e a distribuição de pressão do fluido de lavagem secundário a agulhas de calibre variável. Concluíram que a dimensão do portal de escoamento era o factor crítico na determinação do caudal de irrigação, com um portal de entrada maior e um portal de escoamento menor levando a uma maior pressão intra-articular. Isto foi consistente com os dados clínicos que sugerem que o aumento da abertura da boca e o máximo movimento contralateral levaram a melhores resultados após lavagem artroscópica. Os resultados deste estudo poderiam ser úteis para a escolha do aparelho de lavagem de acordo com a queixa principal de dor, ou abertura bucal limitada, e exame do movimento articular.

**Al-Moraissi EA 2015 [31]**

O autor realizou um estudo para avaliar se a artroscopia ou artrocentese é mais eficaz e viável na gestão do desarranjo interno da articulação temopomandibular (ATM), especialmente em relação ao movimento articular e à dor. Um total de 281 pacientes inscritos em seis estudos foram incluídos na análise qualitativa e quantitativa: dois ensaios controlados aleatórios ou quasirandomizados (RCT), dois ensaios clínicos controlados (CCT), e dois estudos retrospectivos. Dois estudos mostraram um baixo risco de enviesamento e quatro estudos mostraram um risco moderado de enviesamento. Houve diferenças estatisticamente significativas entre arrocentese e artroscopia no que diz respeito à abertura inter-incisal máxima e à redução da dor, mas nenhuma diferença entre os dois grupos para complicações pós-operatórias. Os resultados desta meta-análise sobre a gestão do desarranjo interno da ATM revelaram que a artroscopia tem uma eficácia superior à artrocentese no aumento do movimento articular e na diminuição da dor. O autor concluiu o papel da lavagem com o procedimento de acompanhamento da artrolise mostrou uma excelente taxa de sucesso no tratamento da DTM. Este procedimento demonstrou reduzir a dor e melhorar a mobilidade articular, por vezes mesmo em pacientes que sofrem as fases avançadas de degeneração e disfunção.

**Al-Moraissi EA 2015 [32]**

Al-Moraissi EA realizou o estudo para avaliar os resultados clínicos dos três métodos cirúrgicos seguintes para a gestão do desarranjo interno (ID) da articulação temporomandibular (ATM): lise artroscópica e lavagem (ALL), cirurgia artroscópica (AS), e cirurgia aberta (OS). Foi encontrada uma diferença significativa entre OS e AS na redução da dor, mas nenhuma diferença significativa no que diz respeito à máxima abertura inter-incisal, comprometimento da função mandibular, e achado clínico. O autor sugeriu que o uso de SO é superior ao SA na redução da dor, com MIO comparável. Função mandibular, e achados clínicos. O autor concluiu que o TODO proporciona uma melhoria maior em MIO e uma redução da dor comparável quando comparado com o SA.

**Bouloux GF et al 2015 [33]**

Bouloux F. Gary et al, no ano de 2015, realizaram um estudo para determinar se a avaliação psicológica pré-operatória poderia ser utilizada para prever os resultados dos pacientes após artroscopia articular temporomandibular. Oitenta e seis pacientes foram inscritos no estudo. Setenta e cinco pacientes completaram o estudo e foram incluídos nas análises finais. Identificaram uma fraca associação entre a ansiedade crónica e a magnitude da diminuição da dor após artroscopia para disfunção temporomandibular.

**DimitroulisG 2015 [34]**

O autor realizou o estudo para avaliar os resultados clínicos da artroscopia articular temporomandibular em pacientes com articulação normal (categoria I). Os registos clínicos de 116 pacientes submetidos à artroscopia da articulação temporomandibular pela clínica privada do autor, datados de 1 de Janeiro de 2010 a 31 de Dezembro de 2013, foram digitalizados electronicamente para identificar os pacientes que tinham sido submetidos à artroscopia da articulação temporomandibular durante o período de tempo. Os critérios de inclusão utilizados para seleccionar os pacientes para este estudo foram os que tinham artroscopicamente provado que tinham articulações normais, livres de patologia intra-articular. Todos os 14 pacientes tinham sido submetidos a artroscopia unilateral da ATM sob nasoOdos 14 pacientes que se verificou terem articulações normais, apenas 10 puderam ser contactados para um inquérito de acompanhamento. O autor sugeriu que a principal indicação para a artroscopia da ATM no estudo era a dor persistente que não era adequadamente controlada por terapias conservadoras padrão para as DTM. A artroscopia da ATM foi especialmente escolhida como um instrumento de diagnóstico adjunto onde a patologia das articulações podia ser directamente visualizada. O autor concluiu que podem rejeitar a hipótese nula, e os pacientes com ATMs normais respondem de facto à artroscopia das ATMs.

**Ho CY Dennis et al. 2015 [35]**

Ho Chun-Yu Dennis et al no relatório do ano 2015, um estudo de caso de cirurgia artroscópica da ATM provou ser um tratamento eficaz, bem como um instrumento de diagnóstico em doentes com desordens temporomandibulares com

selecções de doentes. O relatório de caso de discos deformados bilaterais de articulação temporomandibular anterior sem redução, osteoartrose da ATM direita, e osteoartrose de espasmo do músculo pterigóides esquerdo. A cirurgia aberta versus artroscópica da ATM, as vantagens e desvantagens da cirurgia artroscópica da ATM, e os procedimentos artroplásicos artroscópicos são discutidos. Após a terapia conservadora, o paciente recebeu artroplastia bilateral da ATM artroscópica. O autor concluiu que a recuperação do paciente é rápida com complicações cirúrgicas raras e o tempo de cicatrização é mais curto do que com procedimentos cirúrgicos abertos.

**Kassam K et al 2015 [36]**

Kassam Karim et al no ano de 2013 descreveram um caso de paciente com inchaço parafaríngeo num paciente após ter sido submetido a artroscopia da ATM. A inspecção pelo anestesista com um laringoscópio confirmou a presença de inchaço do chão da boca e sudorese parafaríngea esquerda após extravasamento do líquido. Quinze minutos de pós-operatório, o inchaço e o edema agravaram-se. Foi tomada a decisão de atrasar a extubação em uma hora porque o paciente corria o risco de obstrução das vias aéreas. Após uma hora, o inchaço tinha começado a resolver-se o suficiente para a extubação. Seis horas após a extubação, o inchaço e o edema tinham sido completamente resolvidos.

**Lua SY e Chung H 2015 [37]**

O autor relatou um estudo de caso com o método simples de diagnóstico e terapêutico com artroscopia cirúrgica rígida ultra-fina com agulha de calibre 16 combinada com artrocentese. O autor sugeriu que a artroscopia ultra-fina rígida mostrou informação patológica altamente detalhada das barbatanas intra-articulares com elevada precisão diagnóstica. O autor concluiu que alterações morfológicas no espaço articular superior antes e depois do procedimento em pacientes com aderência e luxação de hábito, e artroscopia ultra-fina poderiam ser utilizadas para o tratamento das perturbações da ATM com o mínimo de invasividade.

**Alarabawy RA et al 2016 [38]**

Alarabawy RA et al no ano 2016 realizaram o estudo para analisar os critérios de ressonância magnética na avaliação das perturbações da ATM e avaliar o importante papel da ressonância magnética em comparação com a artroscopia. O estudo foi realizado em oitenta pacientes. A comparação foi feita com a artroscopia em 49 articulações (31 unilateralmente e 9 bilateralmente). Neste estudo, o sintoma/sinal clínico mais comum do grupo de pacientes examinados foi a dor/ternura na região pré-auricular. O deslocamento do disco foi encontrado em todos os casos sintomático em 80 articulações, 60% bilateral e 40% unilateral. Trinta e cinco articulações mostraram deslocamento anterior do disco com redução, enquanto quarenta e cinco articulações mostraram deslocamento anterior do disco sem redução e uma delas mostrou disco preso em posição deslocada. O autor observou que tanto a RM como a artroscopia estão estatisticamente correlacionadas entre si na detecção de desarranjo interno da ATM, com sensibilidade 95, especificidade 88 e precisão 94 em comparação com a artroscopia. O autor sugeriu as vantagens da RM pré-operatória como uma modalidade de diagnóstico não invasiva de alto rendimento em comparação com a artroscopia no diagnóstico da posição do disco.

**Cariati Pet al 2016 [39]**

Cariati Paolo et al no ano 2016 relataram um estudo de caso para descrever um caso de fístula arteriovenosa temporal superficial que surgiu como uma complicação pós-operatória de uma eminoplastia artroscópica bilateral da ATM. A ocorrência de uma fístula traumática após uma cirurgia artroscópica da ATM é um acontecimento invulgar. Concluíram que devem ser tomados cuidados especiais não só durante a realização das manobras intra-articulares, mas também durante a inserção das cânulas artroscópicas. Sugeriram que a complicação ocorresse durante a colocação da cânula. Concluíram também que a cirurgia artroscópica da ATM pode apresentar riscos específicos, mas pode ser considerada como um procedimento cirúrgico seguro.

**El YazbyWF et al 2016** [40]

El Yazby WF et al no ano 2016 realizaram o estudo para avaliar a eficácia da artroscopia cirúrgica na gestão de pacientes com fechadura fechada crónica da articulação temporomandibular. Quinze ATMs que sofriam de deslocação de disco sem redução e fechadura fechada foram inscritas no estudo. Não foram encontradas complicações maiores ou persistentes em todos os pacientes. O autor concluiu que a artroscopia da articulação temporomandibular é um tratamento altamente eficaz para a fechadura fechada da ATM, sugeriu que é melhor utilizada como parte de um regime de tratamento mais amplo que inclui fisioterapia e talas oclusais para prevenir recidivas.

# CAPÍTULO 3

## Discussão

A artroscopia da articulação temporomandibular (ATM) tem sido tradicionalmente considerada um procedimento cirúrgico seguro e minimamente invasivo para o tratamento das perturbações da ATM, apesar da complexidade anatómica da área pré-auricular. [20] O principal problema com os artroscópios e endoscópios precoces era a falta de uma fonte de luz adequada. Mais tarde, na década de 1970, a fonte de luz de fibra óptica foi inovada para transportar luz suficiente para os espaços a serem vistos. Nas últimas décadas, a artroscopia demonstrou a melhor eficácia para a recuperação funcional em termos de amplitude de movimento da mandíbula para pacientes com abertura dolorosa limitada da mandíbula entre o tratamento não cirúrgico, artrocentese e artrotomia aberta. A gestão bem sucedida de pacientes com patologia da ATM requer maior ênfase na redução da carga articular, inflamação e dor, permitindo assim maximizar a mobilidade articular, e menos ênfase na restauração de relações anatómicas. Os principais componentes da ATM incluem o disco côndilo mandibular, a fossa glenoidal, e a eminência articular do osso temporal. Israel (1999) afirma que a cartilagem articular e a membrana sinovial são tecidos conjuntivos intra-articulares com função específica necessária para a manutenção de uma articulação saudável. A Associação Americana de Cirurgia Oral e Maxilo-facial (AAOMS)[41] reconhece 5 indicações principais para artroscopia:

1. Desarranjo interno do TMJ, principalmente Wilkes fases II, III, e IV
2. Doença articular degenerativa
3. Sinovite
4. Hipermobilidade dolorosa ou luxação mandibular recidivista de causa discal
5. Hipomobilidade causada por aderências intra-articulares

Várias abordagens estão alistadas na literatura para aceder ao espaço comum com as suas próprias vantagens e limitações. São a posterolateral superior, a anterolateral superior, a posterolateral inferior, a anterolateral inferior, e a abordagem endural. Na abordagem anterolateral superior, o trocarte é dirigido superior, posterior e medialmente, ao longo da inclinação inferior da eminência articular. Esta abordagem permite a visualização do compartimento ântero-superior da articulação. Na abordagem póstero-lateral inferior, o trocarte é direccionado contra a superfície posterior lateral da cabeça mandibular. Isto permite a visualização da superfície posterior do côndilo e da bolsa sinovial inferoposterior. Na abordagem ântero-lateral inferior, o trocarte é inserido num ponto anterior ao pólo lateral da cabeça condilar e imediatamente abaixo do tubérculo articular. Esta técnica permite a observação da bolsa sinovial anterior inferior. A abordagem endaural é iniciada entrando no espaço da articulação póstero-superior com um trocarte de um ponto medial de 1 a 1,5 cm até ao bordo lateral do traço através da parede anterior do meato auditivo externo. O trocarte é dirigido numa direcção antero-superior e ligeiramente medial em direcção à inclinação posterior da eminência. O espaço articular superior posterior e os canais paradiscais mediais e laterais podem ser examinados com esta técnica'[24] As investigações básicas da artroscopia da ATM e da cirurgia relacionada inspiram significativamente a progressão da ciência do diagnóstico através dos resultados da patologia intra-articular e dos dados acumulados da análise do fluido sinovial. Os princípios básicos da cirurgia artroscópica da ATM exigem a preservação de a) membrana sinovial para fornecer lubrificação articular, b) cartilagem articular para manter as propriedades de resiliência e compressibilidade, c) o disco para dar uma vantagem biomecânica e lubrificação hidrostática/de limpeza, e d) remoção de aderências, impedimentos ao movimento articular.[14] Com o rápido progresso feito na técnica de imagem da ATM, muitos estudos têm-se centrado na importância do desarranjo interno, osteoartrose, efusão e edema da medula óssea como o mecanismo subjacente na etiologia das perturbações da ATM.[14] A queixa mais frequente em tais pacientes é a dor, sons articulares, bloqueio das articulações e uma diminuição da abertura interincisal máxima (MIO), cujos valores normais estão entre

35-50 mm. Numerosas modalidades de tratamento foram sugeridas com diferentes graus de sucesso. Embora nenhuma modalidade de tratamento seja acordada pelos cirurgiões para ser o tratamento de escolha; no entanto, parece haver um acordo geral de que a progressão do tratamento só é iniciada após o fracasso de modalidades mais conservadoras.[40] O tratamento menos invasivo e mais reversível deve ser tentado primeiro. [41] A lise artroscópica e a lavagem (ALL) é a técnica artroscópica mais simples e a mais frequentemente utilizada. O termo lise foi utilizado pela primeira vez por Sanders[42] em 1986, significando varrer com uma sonda romba para eliminar o efeito de ventosa do disco para a fossa e para as aderências de lise. A técnica consiste em realizar uma lise ou a quebra de aderências entre as superfícies articulares, lavagem com soro abundante, e movimentos mandibulares intra-operatórios ou varrimento. Num estudo multicêntrico entre os centros mais experientes dos Estados Unidos, TODOS foram realizados em 85% das quase 5000 artroscopias da ATM. Vários estudos basearam as suas taxas de sucesso em dois critérios: melhoria do movimento mandibular (em termos de MIO) e redução dos níveis de dor (VAS). Numa das revisões mais completas da literatura Israel[14] foram revistos 11 estudos de resultados artroscópicos da ATM que foram publicados entre 1987 e 1996. Num total cumulativo de 6.071 articulações em

3.955 pacientes, Israel calculou uma taxa média de sucesso de 84% nos 11 estudos. Também relatou uma melhoria média na abertura interincisal de 10,4 mm . Um estudo mais razoavelmente comparável ao actual seria kurita et al.[43] que incluiu 16 articulações com desarranjo interno e relatou uma taxa de sucesso de 86% utilizando lise artroscópica da ATM e lavagem. A cirurgia artroscópica no estudo actual foi dirigida à restauração da função normal e ao alívio da dor associada à obstrução fechada da ATM por lise e lavagem das aderências do compartimento superior. Uma vez a articulação libertada artroscopicamente, uma fase de fisioterapia mantida era parte integrante do programa de reabilitação para ajudar a manter os resultados alcançados com a artroscopia da ATM e para evitar episódios recorrentes de bloqueio. A lise artroscópica e a lavagem podem ser utilizadas para tratar os pacientes com estalidos ou estalos dolorosos, para libertar aderências intra-articulares e discos não redutores deslocados anteriormente, e para confirmar outras descobertas diagnósticas que pudessem justificar uma intervenção cirúrgica. A pressão de irrigação deve ser mantida constante e baixa. Numa pequena articulação como a ATM, a melhor forma de o fazer é com uma seringa pelo assistente. Um volume total de irrigação de 30mL é normalmente suficiente para a artroscopia diagnóstica. A quantidade de ampliação depende da distância entre o objecto visto e o artroscópio. Uma proporção de 1:1 é obtida a uma distância de 20 a 25mm. Shinjo et al.[44] sugeriram que a solução de Ringer lacta é melhor tolerada do que a solução salina isotónica para células derivadas de tecido meniscal humano. Zardeneta et al.[45] recomendaram um fluxo livre da solução de Ringer 100 ml porque a hemoglobina desnaturada e várias proteinases foram recuperadas nesta fracção, enquanto que Kaneyama et al.[46] sugeriram que 300-400 ml deveriam ser utilizados para lavar a bradicinina, interleucina-6, e proteínas. Os resultados da dor, o tempo para o primeiro pedido de analgesia, e o consumo analgésico dos pacientes dos três grupos não diferiram significativamente em nenhum momento durante o estudo. List et al.[47] investigaram a eficácia analgésica de uma única injecção intra-articular de morfina em doentes com artralgia ou osteoartrose da ATM. Não encontraram qualquer relação entre dose e efeito, nenhum efeito analgésico significativo a curto prazo, nem redução da pontuação de dor após uma semana. Zuniga et al.[48] relataram que a morfina por si só proporcionava apenas analgesia suave e de curta duração. Guarda-Nardini et al.[49] sugeriram que deveria ser utilizada uma técnica de agulha única tanto para injecção como para aspiração de fluido no recesso posterior do espaço articular superior. TODOS podem ser realizados por uma única punção ou por uma técnica de dupla punção. Se for utilizada uma técnica de punção simples, a lise é realizada directamente com o artroscópio. Quando se utiliza uma técnica de punção dupla, a lise é realizada directamente com o artroscópio.

Quando se utiliza uma técnica de punção dupla, a segunda cânula é utilizada para a introdução dos instrumentos que quebram as aderências, tais como sondas enganchadas ou pinças de biopsia, sob visão directa. A técnica pode ser complementada com a injecção de substâncias tais como corticóides, de preferência subsinovialmente em casos de sinovite grave sob visão directa. Sanders e Buoncristiani[50] descreveram a sua experiência clínica com a utilização de TODOS, mostrando excelentes resultados em 82% dos seus pacientes com uma abertura interincisal máxima (MIO) igual ou superior a 40 mm com pouca ou nenhuma dor na ATM. Indresano[51] mostrou uma taxa de sucesso de 73% numa série de 64 pacientes submetidos a artroscopia. Moisés e colegas[52] recomendaram movimentos anteriores-posteriores com a cânula e trocarte rombo, mostrando redução da dor em 92% dos 237 pacientes submetidos a TODOS, e melhoria da abertura da boca com uma MIO superior a 40 mm em 78%. Perrot e colegas[53] observaram uma diminuição da dor e um aumento da mobilidade articular num estudo prospectivo em 76 articulações tratadas por TODOS e injecção de corticóides. Reportaram que esta abordagem tem algumas vantagens, tais como limitar o trauma da intervenção, reduzir o desconforto pós-operatório, reduzir os riscos de paraestesia pós-operatória do nervo facial, reduzir a quantidade de anestésico necessária, fornecer a injecção de fluido de baixa pressão, e reduzir o risco de ácido hialurónico fluir para fora através do segundo ponto de injecção. Também mencionaram que esta técnica pode ser mais útil no caso de articulações hipomóveis com fortes aderências ou articulações com alterações degenerativas que dificultem a inserção da segunda agulha. A desvantagem mais importante desta técnica é que a lise com uma agulha e a lavagem podem demorar mais tempo do que a técnica com duas agulhas se a solução de lactato de Ringer 100-300 ml for injectada e aspirada. As complicações após a punção da ATM dependem da anatomia da articulação e das suas relações.[54] A taxa de complicações após a artroscopia da ATM é dada entre 1,8 e 10,3%. [5557] Algumas das possíveis complicações são lesão do nervo facial (0,7-0,6%)[56 '58] , quinto défice nervoso

(0,1-2,4%)[56] , lesão oftálmica (0,5-8.6%)[56,57] , hematoma pré-auricular, aneurisma superficial da artéria temporal, fístula arteriovenosa, perfuração transarticular, perfuração intracraniana, hematoma extradural, inchaço parafaríngeo, e problemas intra-articulares. [5665] A falta de apreciação da proximidade anatómica do meato cartilaginoso e da cavidade do ouvido médio resultou em complicações graves. Algumas das complicações otológicas são coágulos no canal auditivo externo, laceração do canal auditivo externo, perda parcial da audição, plenitude do ouvido, vertigens, e perfuração da membrana timpânica com laceração do canal auditivo externo. [5663] A instrumentação quebrada também foi reportada a 0,1%. O nervo facial está em perigo, e é habitual usar a classificação House-Brackmann (ou o seu equivalente) ao registar esta neuropatia.[66] Múltiplos locais de perfuração e repetidas tentativas de acesso a uma articulação aumentam o risco de danos no nervo facial. A extravasação medial e lateral do irrigante deve ser reversível.[56,64,65] A ressonância magnética (RM) é sempre aconselhável antes de qualquer cirurgia artroscópica para visualizar adequadamente a relação do disco articular e tecidos moles com os componentes ósseos da ATM. O reposicionamento do disco para o desarranjo interno da ATM é uma técnica cirúrgica bem estabelecida com sucesso variável.

A técnica de disscopexia artroscópica da ATM foi introduzida por Israel et al[66] , Israel[67] , e Tarro[68] em 1989 e por McCain et al.[56] em 1992, os dados publicados carecem de estudos que avaliem as taxas de sucesso da disscopexia artroscópica, em particular em relação à gravidade do desarranjo interno. Embora alguns médicos tenham aplicado o reposicionamento artroscópico do disco, não foi publicado um relatório de sucesso sobre o seu efeito estável. Um estudo recente de Zhang et al.[69] analisou 764 articulações tratadas com uma técnica de sutura artroscópica e relatou uma melhoria significativa detectada por ressonância magnética na posição do disco em 95,42% das articulações. Contudo, o seu estudo não forneceu informações detalhadas sobre os sintomas e a gravidade da identificação (por exemplo, classificação Wilkes).

Eminoplastia artroscópica introduzida por Moisés[70] e Quinn.[71] Segami et al.[72] demonstraram a aplicação clínica da eminoplastia artroscópica para luxação habitual e demonstraram a sua eficácia clínica no seu estudo preliminar. A eminoplastia artroscópica tem algumas vantagens sobre a eminectomia tradicional, requer a eminectomia tradicional, requer uma técnica de triangulação superior para manipulações intracapsulares seguras. Assim, para o tratamento da luxação habitual, a eminoplastia artroscópica parece ser menos invasiva do que a cirurgia aberta conveccional e a sua utilização pode permitir a redução da eminência tão eficazmente como a utilização da cirurgia aberta.

A capsulorrafia electrotérmica é uma modalidade bem estabelecida na literatura ortopédica para as articulações hipermóveis. A utilização de energia térmica tem sido documentada desde que foi utilizada nos tempos de Hipócrates[73] , quando uma sonda quente era colocada na axila para evitar a deslocação do ombro. Com o avanço da técnica artroscópica, bem como de várias modalidades electrotérmicas, ganhou popularidade e a taxa de sucesso tem sido relatada acima dos 90%[73 '78] . A capsulorrafia electrotérmica artroscópica é um procedimento minimamente invasivo que é eficaz no tratamento da luxação temporomandibular recorrente da articulação (IDT). A taxa de sucesso de 82% para este procedimento é proporcional aos estabelecidos na literatura para a eminectomia (74100%)[72,79-82] e para a técnica de bloqueio da fractura zigomática (67-100%). [8389] Inerente a este procedimento estão todos os benefícios da artroscopia sobre a artrotomia aberta, incluindo menor incidência de paralisia do nervo facial e disestesia menos risco de induzir alterações artríticas, e menos dor pós-operatória e ruídos articulares. Este procedimento é mais adequado para casos de excessiva frouxidão capsular e ligamentar onde a condição pode ser tratada através da retracção electrotérmica destas ligações ligamentares.

O electrocautério artroscópico da ATM em pacientes com luxação habitual da ATM é um procedimento relativamente simples com um bom resultado. Não há necessidade de fixação intermaxilar, enxerto ósseo ou implante de material estranho na articulação. O efeito do electrocautério dos tecidos retrodiscais é suposto resultar num endurecimento iatrogénico dos tecidos soltos da zona bilaminar".

O deslocamento anterior do disco (ADD) tem estado relacionado com a dor no desarranjo interno (ID) da articulação temporomandibular (ATM) (Lin et al.,2O12)[90] . O disco não é interiorizado, mas está ligado à cápsula articular com tecido altamente interiorizado. As inserções rígidas laterais e mediais dão cobertura de fibrocartilagem à cabeça do côndilo (Alomar et al., 2007)[91] . Quando o deslocamento anterior do disco é estabelecido, o recesso póstero-lateral é colapsado e o tecido retrodiscal alongado é traumatizado entre a superfície articular. A retenção artroscópica do disco recapturado é uma técnica minimamente invasiva que apenas modifica desordens anatómicas bem conhecidas: alongamento retrodiscal do tecido, o seu trauma com carga articular e o seu movimento entre superfícies articulares. O disco é fixado ao lado posterolateral da cabeça côndilo com pinos reabsorvíveis e o tecido retrodiscal relaxa, recuperando o recesso lateral previamente colapsado.

A discectomia é a mais antiga e mais comummente realizada para a dolorosa ATM com um desarranjo interno. A taxa de sucesso global da discectomia por artroscopia utilizando um laser Holmium YAG foi de 93,33%.[92] Vários estudos prospectivos a longo prazo demonstraram que a discectomia alivia eficazmente a dor e melhora a função mandibular em pacientes com desarranjo interno da ATM. [93, 95]

A discectomia artroscópica é menos traumática para os tecidos periarticulares, resultando em menos tecido cicatrizado e na observação da integridade vascular e linfática. As complicações após a discectomia são raras, e a literatura mostra 1% relacionado com a paresia temporária dos ramos frontais ou zigomáticos do nervo facial e menos de 0,1% relacionado com infecções.[96]

As principais contra-indicações para os procedimentos artroscópicos da ATM são:

1. Infecção cutânea, ótica, ou articular
2. Tumor com risco de extensão
3. Perturbações psiquiátricas
4. Pacientes em que a articulação da ATM é difícil de palpar (obesidade, multioperação)
5. Anquilose fibrosa ou óssea severa

O paciente deve ser instruído individualmente sobre o treino pós-operatório, dependendo do tipo de procedimento realizado. Em doentes com bloqueio crónico que tenham sido submetidos a lise e lavagem, deve ser recomendado um treino mais intensivo; naqueles que tenham tido procedimentos de reposicionamento e restrição do disco, o treino deve ser introduzido gradualmente. A duração do período de seguimento deve ser de pelo menos 1 ano.

# CAPÍTULO 4

## Conclusão

A artroscopia tornou-se um método aceitável para o diagnóstico e tratamento das DTM na Cirurgia Oral e Maxilo-facial. A sua precisão no diagnóstico das DTM é elevada com a vantagem adicional de biopsia simultânea da área alvo com complicações menores e infrequentes. Além disso, a aplicação de lasers cirúrgicos na ATM alargou as possibilidades de cirurgia artroscópica com bons resultados a curto prazo e é também rentável. Finalmente, a artroscopia proporciona possibilidades únicas de investigação para elucidar a complicada etiopatogenia dos Distúrbios Temporomaldibulares das Articulações.

# CAPÍTULO 5

## Referências

1. Branco RD. Artroscopia da articulação temporomandibular: técnica e imagens operativas. Atlas Oral Maxillofac Surg Clin North Am. 2003 Set;11(2):129-44.

2. John G. Phillips. Cirurgia Maxilo-facial Operativa. Editado por John D. Langdon e Mohan F. Patel. Publicado em 1998 por Chapman & Hall, Londres. ISBN 0 412 56000 3.

3. Ohinishi M. Arthroscopy da articulação temporomandibular. J Jpn Stomatol Soc. 1975;42:207-213 [em japonês],

4. Ohinishi M. Aplicação clínica da artroscopia na doença da articulação temporomandibular. Bull tTokyo Med Dent Univ. 1980;27(3):141-150.

5. Ohnishi M. Cirurgia artroscópica para hipermobilidade e luxação mandibular recorrente. Oral Maxillofac Surg clin clinica norte am. 1989;1:153- 156.

6. Ohinishi M. Sistema de mira de agulha recentemente concebido para cirurgia artroscópica pelo método de bainha de duplo canal. Jjpn socTMJ. 1989;1(1):209- 216 [em japonês].

7. Milam SB, Schmitz JP. Biologia molecular das perturbações da articulação temporomandibular:mecanismos propostos de doença. J Oral Maxillofac Surg. 1995 Dez;53(12):1448-54.

8. Israel HA. A utilização de cirurgia artroscópica para o tratamento de distúrbios da articulação temporomandibular. J Oral Maxillofac Surg. 1999;57:579- 589.

9. Tarro, A.W. Tratamento artroscópico do deslocamento anterior do disco: um relatório preliminar. J Oral Maxillofac Surg. 1989;47:353-8.

10. Wilk BR, Stenback JT, McCain JP. Gestão de fisioterapia pós-artroscopia de um paciente com disfunção da articulação temporomandibular. J Orthop Sports Phys

Ther.1993 Sep;18(3):473-8.

H .Fridrich KL, Wise JM, Zeitler DL. Comparação prospectiva de artroscopia e artrocentese para distúrbios da articulação temporomandibular. J Oral Maxillofac Surg.1996 Jul;54(7):816-20.

12. Miyamoto H, Sakashita H, Miyata M, Goss AN, Okabe K, Miyaji Y, Sakuma K.Arthroscopic management of temporomandibular closed lock. Aust Dent J. 1998Oct;43(5):301-4.

13. Murakami KI, Tsuboi Y, Bessho K, Yokoe Y, Nishida M, lizuka T. O resultado da cirurgia artroscópica à articulação temporomandibular correlaciona-se com a fase de desarranjo interno: estudo de seguimento de cinco anos. Br J Oral Maxillofac Surg. 1998 Fev;36(1):30-4.

14.Israel HA, Diamond B, Saed-Nejad F, Ratcliffe A. A relação entre a actividade mastigatória parafuncional e a patologia artroscópica da articulação temporomandibular diagnosticada por via artroscópica. J Oral Maxillofac Surg. 1999 Set;57(9):1034-9.

15.Barkin S, Weinberg S. Desarranjos internos da articulação temporomandibular: o papel da cirurgia artroscópica e da artrocentese. J Can Dent Assoc. 2000 Abr;66(4):199-203.

16. Godden DR, Robertson JM. O valor do feedback do paciente na auditoria da artroscopia da ATM. Br Dent J. 2000 Jan 8;188(1):37-9.

17. Holmlund AB, Susanna Axelsson, Goran W. Gynther. Uma comparação de discectomia e lise artroscópica e lavagem para o tratamento da fechadura crónica fechada da articulação temporomandibular: Um estudo aleatório dos resultados. J Oral Maxillofac Surgimento. Set;59 (9): 2001 59,972-977

18. Yura S, Totsuka Y, Yoshikawa T, Inoue N. A artrocentese pode libertar aderências intracapsulares? Descobertas artroscópicas antes e depois da irrigação sob pressão hidráulica insuficiente. J Oral Maxillofac Surg. 2003 Nov;61(11):1253-6.

19. Gonzalez-Garcfa R, Rodnguez-Campo FJ, Escorial-Hernandez V, Munoz- Guerra MF,Sastre-Perez J, Naval-Gfas L, Gil-Diez Usandizaga JL. Complicações da artroscopia articular temporomandibular: um estudo analítico retrospectivo de 670 procedimentos artroscópicos. J Oral Maxillofac Surg. 2006 Nov;64(11):1587-91.

20. Talaat WM, McGraw TA, Klitzman B. Relação entre a distância de tragus canthal e o ponto de punção na artroscopia da articulação temporomandibular. Int J Oral Maxillofac Surg. 2010 Jan;39(1):57-60.

21. Chen MJ, Yang C, Zhang SY, Cai XY. Utilização da Coblação em cirurgia artroscópica da articulação temporomandibular. J Oral Maxillofac Surg. 2010 Set;68(9):2085-91.

22. Israel HA, Behrman DA, Friedman JM, Silberstein J. Rationale for early versus late intervention with arthroscopy for treatment of inflammatory/degenerative temporomandibular joint disorders. J Oral Maxillofac Surg. 2010 Nov;68(11):2661-7.

23. Jerjes W, Upile T, Shah P, Abbas S, Vincent A, Hopper C. TMJ artroscopia em doentes com síndrome de Ehlers Danlos: série de casos. Oral Surg Oral Med Oral Pathol Oral Radiol Endod Oral. 2010Aug;110(2):e12-20.

24. Tozoglu S, Al-Belasy FA, Dolwick MF. Uma revisão das técnicas de lise e lavagem do TMJ. Br J Oral Maxillofac Surg. 2011 Jun;49(4):302-9. doi:10.1016/j.bjoms.2010.03.008. Epub 2010 14 de Maio.

25. Gonzalez-Garcia R, Rodriguez-Campo FJ. Lise artroscópica e lavagem versus artroscopia operatória no resultado da desarranjo interno da articulação temporomandibular: um estudo comparativo baseado em fases Wilkes. J Oral MaxillofacSurg.2011 Oct;69(10):2513-24.

26. Barakat. К Correlação entre a dor e as características artroscópicas da sinovite: Uma abordagem lógica para verificar as correlações da dor da ATM. Tanta Dental journal, 2013 dec10(3):168-172.

27. Munoz-Guerra MF, Rodriguez-Campo FJ, Escorial Hernandez V, Sanchez- Acedo C Gil-Diez Usandizaga JL. Perfuração da articulação temporomandibular: resultados a longo prazo após artroscopia operatória. 2013 Abr;71(4):667-76.

28. Tzanidakis K, Sidebottom AJ. Qual é a precisão da artroscopia da articulação temporomandibular? Uma comparação dos resultados em pacientes que tiveram operações abertas após a gestão artroscópica falhou. Br J Oral Maxillofac Surg. 2013 Dez;51(8):968-70.

29. Weedon S, Ahmed N, Sidebottom AJ. Avaliação prospectiva dos resultados após artroscopia descartável da articulação temporomandibular. Br J Oral Maxillofac Surg.2013 Oct;51(7):625-9. doi: 10.1016/j.bjoms.2013.06.004.

30. Xu Y, Lin H, Zhu P, Zhou W, Han Y, Zheng Y, Zhang Z. Um estudo comparativo entre o uso de lavagem artroscópica e a artrocentese da articulação temporomandibular baseado na análise da dinâmica dos fluidos computacional. PLoS Um. 2013 Nov1;8(11):e78953.

31. Al-Moraissi EA. Artroscopia versus artrocentese na gestão do desarranjo interno da articulação temporomandibular: uma revisão sistemática e uma meta-análise. Int J Oral Maxillofac Surg. 2015 Jan;44(1):104-12.

32. Al-Moraissi EA. Cirurgia aberta versus artroscópica para a gestão do desarranjo interno da articulação temporomandibular: uma meta-análise da literatura. Int J Oral Maxillofac Surg. 2015 Jun;44(6):763-70.

33. Bouloux GF, Zerweck AG, Celano M, Dai T, Easley KA. A avaliação psicológica pré-operatória pode prever resultados após artroscopia artroscópica da articulação temporomandibular? J Oral Maxillofac Surg. 2015 Nov;73(11):2094-102.

34. Dimitroulis G. Resultados da artroscopia da articulação temporomandibular em pacientes com articulações dolorosas mas de outro modo normais. J Craniomaxillofac

Surg. 2015Jul;43(6):940-3.

35. Ho CY Dennis, Outcomes of Arthroscopic Arthroplasty for Treating Temporomandibular Disorders-A Case Report. 2015 Mar 26:8-28.

36. Kassam K, Cheong R, Cascarini L. Edema parapharangeal: uma complicação invulgar da artroscopia da ATM. Clin Case Rep. 2015 Jun;3(6):496-8.

37. Moon SY, Chung H. Ultra-fino Diagnóstico rígido e artroscopia terapêutica durante a artrocentese: Desenvolvimento e resultados clínicos preliminares. Maxillofac Plast Reconstruir Surg. 2015 Jul 15;37(1):17.

38. Alarabawy RA, El Ahwal HM, El Sergany MA, Mehrez WW. Avaliação por ressonância magnética das perturbações da articulação temporo-mandibular, análise criterial e significado em comparação com a artroscopia. The Egyptian Journal of Radiology and Nuclear Medicine. 2016 Jun 30;47(2):467-75.

39. Cariati P, Marin-Fernandez AB, Monsalve-Iglesias F, Roman-Ramos M, Garcia-Medina B. Fístula arteriovenosa traumática como consequência da cirurgia artroscópica da ATM. Um relato de caso. J Clin Exp Dent.2016;8(3):e352- 4.

40. El Yazby WF. Fechadura fechada crónica da articulação temporomandibular: Resolução espontânea após artroscopia cirúrgica. Diário Dentário do Futuro. 2016:3

41. Sidebottom AJ. Pensamento actual na gestão conjunta temporomandibular. Br J Oral Maxillofac Surg. 2009 Mar;47(2):91-4.

42. Sanders B. Cirurgia artroscópica da articulação temporomandibular: tratamento de desarranjo interno com fechadura fechada persistente. Oral Surg Oral Med Oral Pathol.1986 Oct;62(4):361-72.

43. Kurita K, Goss AN, Ogi N, et al. Correlação entre abertura bucal pré-operatória e resultados cirúrgicos após lise artroscópica e lavagem em pacientes com deslocação discal sem redução.JOral Maxillofac Surg 1998;56:1394-7.

44.Shinjo H, Nakata K, Shino K, Hamada M, Nakamura N, Mae T, Miyama T, Horibe S, Yoshikawa H, Ochi T. Efeito das soluções de irrigação para cirurgia artroscópica no tecido intra-articular: comparação em cultura de células primárias derivadas do menisco humano entre a solução de Ringer lactato e a solução salina. J Orthop Res. 2002 Nov;20(6):1305-10.

45.Zardeneta G, Milam SB, Schmitz JP. Eluição de proteínas por artrocentese temporomandibular contínua da articulação. J Oral Maxillofac Surg. 1997Jul;55(7):709-16; discussão 716-7.

46.Kaneyama K, Segami N, Nishimura M, Sato J, Fujimura K, Yoshimura H. O volume de lavagem ideal para remover bradicinina, interleucina-6, e proteínas da articulação temporomandibular por artrocentese. J Oral Maxillofac Surg. 2004 Jun;62(6):657-61.

47.Lista T, Tegelberg A, Haraldson T, Isacsson G. Morfina intra-articular como analgésico na artralgia/osteoartrose da articulação temporomandibular. Dor. 2001 Dez31;94(3):275-82.

48.Zuniga JR, Ibanez C, Kozacko M. A eficácia analgésica e segurança da morfina intra-articular e mepivicaina após artroplastia da articulação temporomandibular. Revista de cirurgia oral e maxilo-facial. 2007 Aug 31;65(8):1477-85.

49.Guarda-Nardini L, Manfredini D, Ferronato G. Arthrocentesis da articulação temporomandibular: uma proposta para uma técnica de agulha única. Cirurgia Oral, Medicina Oral, Patologia Oral, Radiologia Oral, e Endodontologia. 2008 Oct 31;106(4):483-6.

5 O.Sanders B, Buoncristiani R. Diagnóstico e artroscopia cirúrgica da articulação temporomandibular: experiência clínica com 137 procedimentos ao longo de um período de 2 anos. Journal of Craniomandibular Disorders. 1987 Set 1;1(3).

51.Indresano AT. Cirurgia artroscópica da articulação temporomandibular: relatório de 64 pacientes com seguimento a longo prazo. Journal of Oral and Maxillofacial Surgery. 1989 31;47(5):439-41 de Maio.

52. Moses JJ, Sartoris D, Glass R, Tanaka T, Poker I. O efeito da lise cirúrgica artroscópica e da lavagem do espaço articular superior na posição e mobilidade do disco TMJ. Diário de cirurgia oral e maxilo-facial. 1989 Jul 31;47(7):674-8.

53. Perrott DH, Alborzi A, Kaban LB, Helms CA. Uma avaliação prospectiva da eficácia da artroscopia da articulação temporomandibular. J Oral Maxillofac Surg. 1990 Qct;48(10):1029-32.

54. Carroll TA, Smith K, Jakubowski J. Hematoma extradural após artrocentese da articulação temporomandibular e lavagem. Br J Neurocirurgia 2000;14:152-4.

55. Carls FR, Engelke W, Locher MC, Sailer HF. Complicações após artroscopia da articulação temporomandibular: análise abrangendo um período de 10 anos (451 artroscopias). J CraniomaxillofacSurg 1996;24:12-5.

56. McCain JP, Sanders B, Koslin MG, Quinn JH, Peters PB, Indresano AT. Artroscopia da articulação temporomandibular: um estudo retrospectivo multicêntrico de 6 anos de 4,831 juntas. J Oral Maxillofac Surg 1992;50:926-30. Erratum in J Oral Maxillofac Surg 1992;50:1349.

57. Tsuyama M, Kondoh T, Seto K, Fukuda J. Complicações da artroscopia articular temporomandibular: uma análise retrospectiva de 301 lises e procedimentos de lavagem realizados utilizando a técnica de triangulação. J Oral Maxillofac Surg 2000;58:500-6.

58. Gonzalez-Garcfa R, Rodriguez-Campo FJ, Escorial-Hernandez V, et al. Complicações da artroscopia articular temporomandibular: um estudo analítico retrospectivo de 670 procedimentos artroscópicos. J Oral Maxillofac Surg 2006;64:1587-91.

59. McCain JP. Complicações da artroscopia da ATM. J Oral Maxillofac Surg 1988;46:256.

60. McCain JP, de la Rua H. Foreign body retrieval: uma complicação da artroscopia TMJ.

Relato de um caso. J Oral Maxillofac Surg 1989;47:1221-5.

61. Murphy MA, Silvester KC, Chan TY. Hematoma extradural após artroscopia da articulação temporomandibular. Um relato de caso. Int J Oral Maxillofac Surg 1993;22:332-5.

62. Koslin MG. Cirurgia artroscópica avançada. Oral Maxillofac Surg Clin North Am 2006;18:329-43.

63. Holmlund A, Gynther G, Axelsson S. Eficácia da lise artroscópica e lavagem em pacientes com bloqueio crónico da articulação temporomandibular. Int J Oral Maxillofac Surg 1994;23:262-5.

64. Reitzen SD, Babb JS, Lalwani AK. Significância e fiabilidade do sistema de classificação House-Brackmann para a função nervo facial regional. Otolaryngol Head Neck Surg 2009;140:154-8.

65. Warnke T, Carls FR, Sailer HF. Um novo método para avaliar quantitativamente a articulação temporomandibular através de escaneamento dentário. J Craniomaxillofac Surgido 1996;24:168-72.

66. Israel HA, Langevin CJ, Singer MD, Behrman DA: A relação entre sinovite da articulação temporomandibular e aderências:Mecanismos patogénicos e implicações clínicas para a gestão cirúrgica. J Oral Maxillofac Surg 64:1066, 2006.

67. Israel HA: Técnica para colocação de uma sutura de tracção discal durante a artroscopia da articulação temporomandibular. J Oral Maxillofac Surg 47:311, 1989.

68. Tarro AW: Tratamento artroscópico do deslocamento anterior do disco: Um relatório preliminar. J Oral Maxillofac Surg 47:353, 1989.

69. 30. Zhang SY, Liu XM, Yang C, et al: Nova técnica de reposicionamento e sutura do disco artroscópico para tratar a desarranjo interno da articulação temporomandibular: Parte II - Avaliação por ressonância magnética. J Oral Maxillofac Surg 68:2010, 1813.

70. Moisés JJ. Síndrome do impacto lateral e técnica cirúrgica endaural. Altas Oral Maxillofac Surg Clin North Am 1989;1:47-57.

71. Quinn JH. Patogénese da condromalácia da articulação temporomandibular e artralgia. Altas Oral Maxillofac Surg Clin North Am 1989;1:47-57.

7 2.Segami N, Kaneyama K, Tsurusako S, Suzuki T. Eminoplastia artroscópica para deslocamento habitual da articulação temporomandibular: estudo preliminar. Journal of Cranio-Maxillofacial Surgery. 1999 Dez 31;27(6):390-7.

73. Rockwood, C.A. Jr., Wirth, M.A. Subluxações e deslocamentos sobre a articulação glenoumeral, in: C.A. Rockwood, D.P. Green, R.W. Bucholtz, J.D. Heckman (Eds.) Rockwood e Green's fractures in adults.4ª ed. Lippincott-Raven, Philadelphia; 1996:1194.

74. Thabit, G., Thorpe, W., Horne, R., Fanton, G.S., Jackson, S.T., Dillingham, M.F. et al, Treatment of unidirectional and multidirectional glenohumeral instability by an arthroscopic holmium:YAG laser-assisted capsular shift procedure, in: Apresentado no 1° congresso do

sociedade internacional de laser músculo-esquelético 4th annual meeting of the California orthopaedic ; 1994.

75. Thabit, G. O hólmio assistido artroscopicamente: cirurgia laser YAG no ombro. OperTech Sports Med. 1998;6:131-138.

76. Griffith, P.L., Field, L.D., Savoie, F.H. capsulorrafia assistida por laser na instabilidade multidireccional do ombro: uma comparação de dois anos com o deslocamento capsular artroscópico, in: Apresentado na 17ª reunião anual da associação de artroscopia da América do Norte; 1998.

77. Fanton, G.S. Arthroscopic electrothermal surgery of the shoulder. Oper Tech Sports Med. 1998;6:139-146.

78. Wong, K.L., Williams, G.R., Ramsey, M.L., Iannotti, J.P. Thermal capsulorrhaphy para instabilidade glenoumeral, in: Apresentado na 16ª reunião anual fechada dos cirurgiões americanos de ombro e cotovelo; 1999.

79. Myrhaug, H. Um novo método de funcionamento para o deslocamento habitual da mandíbula: revisão dos antigos métodos de tratamento. Escândalo Acta Odontol. 1951;9:247-261.

80. Irby, W. Correcção cirúrgica do deslocamento crónico da articulação temporomandibular não responsiva à terapia conservadora. J Oral Surg. 1957;15:307-312.

81. Irby, W. Correcção cirúrgica do deslocamento crónico da articulação temporomandibular não responsiva à terapia conservadora. J Oral Surg. 1957;15:307-312.

8 2.Sato, J., Segami, N., Nishimura, M., Suzuki, T., Kaneyama, K., Fujimura, K. Avaliação clínica da eminoplastia artroscópica para deslocamento habitual da articulação temporomandibular: estudo comparativo com a eminectomia aberta convencional. Oral Surg Oral Med Oral Pathol Oral Radiol Endod Oral. 2003;95:390-395.

83. Ginwalla, M.S. Subluxação da articulação temporomandibular. Plast Reconstrução do Transplante de Surgimento Bull.1962;30:600-606.

84. Gay-Escoda, C. Eminectomia associada ao redireccionamento do músculo temporal para o tratamento da luxação recorrente da ATM. J Craniomaxillofac Surg. 1987;15:355-358.

85. James, P. O tratamento cirúrgico das perturbações da articulação mandibular. Ann R Coll Surg Engl. 1971;49:310-328.

86. Kummoona, R. Reconstrução cirúrgica da articulação temporomandibular para subluxação e luxação crónica. Int J Oral Maxillofac Surg. 2001;30:344-348.

87. Schultz, L.W. Relatório de dez anos de experiência no tratamento da hipermobilidade

das articulações temporomandibulares. J Oral Surg. 1947;5:202-207.

88. McKelvey, L.E. Solução esclerosante no tratamento da subluxação crónica da articulação temporomandibular. J Oral Surg. 1950;8:225-236.

89. Qiu, W. L., Ha, Q., Hu, Q.G. Tratamento da luxação habitual da articulação temporomandibular com injecção subsinovial de esclerosante através de artroscópio. Proc Chin Acad Med Sci Peking Union Med Coll. 1989;4:196-199.

90. Lin WC, Lo CP, Chiang IC, Hsu CC, Hsu WL, Liu DW, Juan YH, Liu GC. A utilização da ressonância magnética pseudo-dinâmica para avaliar a relação entre o deslocamento do disco anterior da articulação temporomandibular e a dor articular. Revista internacional de cirurgia oral e maxilo-facial. 2012 Dez31;41(12):1501-4.

91. AlomarX, Medrano J, Cabratosa J, Clavero JA, Lorente M, Serra I, Monill JM, Salvador A. Anatomia da articulação temporomandibular. In Seminars in Ultrasound, CT and MRI 2007 Jun 30 (Vol. 28, No. 3, pp. 170-183). WB Saunders.

92. Mazzonetto R, Spagnoli DB. Avaliação a longo prazo da discectomia artroscópica da articulação temporomandibular utilizando o laser Holmium YAG. J Oral Maxillofac Surg. 2001 Set;59(9):1018-23; discussão 1024.

93. Eriksson, L, Westesson, P-L. Discectomia temporomandibular da articulação: Nenhum efeito positivo do implante temporário de silicone num seguimento de 5 anos. Oral Surg Oral Med Oral Pathol. 1992;74:259.

94. Holmlund, AB, Gynther, GW, Axelsson, S. Diskectomy no tratamento de desarranjo interno da articulação temporomandibular. Acompanhamento a 1, 3, e 5 anos. Oral Surg Oral Med Oral Pathol. 1993;76:266.

95. Widmark, G, Dalstrdm, L, Kahnberg, KE et al, Diskectomy in temporomandibular joints with internal déangement: Um estudo de seguimento. Oral Surg Oral Med Oral Pathol Oral Radiol Endod Oral. 1997;83:314.

96.Sanders B: Gestão artroscópica de desarranjos internos da articulação temporomandibular. Oral Maxillofac Surg Clin North Am 6:259, 1994.

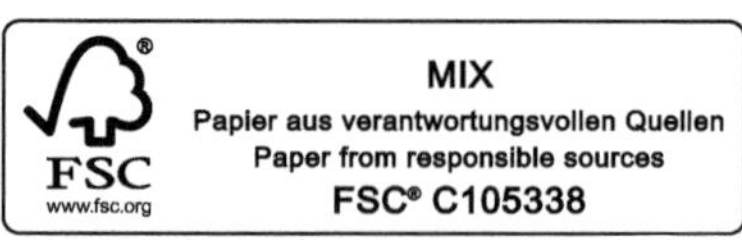


Printed by Books on Demand GmbH, Norderstedt / Germany